INDICE

INDICE 1

1. INTRODUZIONE 3

2. PRINCIPI DI BASE 4

    2.1 Fisica degli ultrasuoni 4

    2.2 Gli ultrasuoni in natura 7

    2.3 Applicazioni industriali 8

    2.4 Applicazioni medico-sanitarie 9

    2.5 L'ecografia 9

    2.6 Le sonde ecografiche 11

    2.7 Modalità di imaging 13

    2.8 Image processing ed ottimizzazione delle immagini ecografiche 13

    2.9 Vantaggi e svantaggi dell'ecografia 14

    2.10 Rischi ed effetti collaterali 15

3. ECOGRAFIA INFERMIERISTICA 15

    3.1 ECOGRAFIA INFERMIERISTICA COME SUPPORTO ALLE PROCEDURE VASCOLARI 16

    3.1.1 Cenni di anatomia del sistema vascolare 16

    3.1.2 Il cateterismo venoso 16

    3.1.3 Le tipologie di cateteri venosi 17

    3.1.4 Le tecniche d'introduzione 19

    3.1.5 Metodo "blind" ed ecoguidato 20

    3.1.6 Scelta del lato e del sito d'inserzione 21

    3.1.7 Misura predittiva della lunghezza del catetere PICC 22

    3.1.8 L'asepsi 22

    3.1.9 L'introduzione ecoguidata 22

3.1.10 Verifica corretto inserimento 23

3.1.11 Fissaggio e medicazione del catetere 25

3.2 ECOGRAFIA INFERMIERISTICA COME SUPPORTO AL CATETERISMO VESCICALE 25

3.2.1 Anatomia della vescica 26

3.2.2 Scansione ecografica 28

3.2.3 Stima del volume vescicale 29

3.2.4 Analisi del contenuto vescicale 30

3.3 L'INFERMIERE DI TRIAGE E L'ADOZIONE DELL'ECOGRAFIA 31

3.3.1 Ecografia toracica infermieristica 33

3.3.2 Ecografia addominale infermieristica 36

3.3.2.1 Valutazione dell'aneurisma dell'aorta addominale 36

3.3.2.2 Esecuzione dell'ecografia 36

3.3.3 Eco-FAST 37

4. ASPETTI MEDICO LEGALI 38

5. CONCLUSIONI 41

6. BIBLIOGRAFIA 42

1. INTRODUZIONE

Lo scopo di questo lavoro è quello di presentare l'ecografia infermieristica, come ecografia operativa capace di ridurre le difficoltà e la morbilità di certe manovre infermieristiche. La trattazione inizia con l'introduzione di cenni di fisica degli ultrasuoni e di tecniche ecografiche basilari fino ad arrivare alle applicazioni pratiche infermieristiche, che costituiscono un reale vantaggio per la pratica assistenziale dell'infermiere contemporaneo. Nei capitoli a seguire verrà presentato lo stato dell'arte delle tecniche ecografiche infermieristiche e le prospettive future, dedicando particolare attenzione all'utilizzo dell'ecografia come: supporto alle procedure vascolari - quali l'inserimento di cateteri venosi periferici, cateteri di tipo Midline e cateteri venosi centrali ad inserimento periferico (PICC) -, supporto al cateterismo vescicale e come ausilio all'identificazione delle priorità medico-assistenziali di un paziente che giunge di fronte ad un infermiere di triage in pronto soccorso.

Attraverso la descrizione dell'evoluzione professionale dell'infermiere e l'accenno alle leggi che ne regolano la professione, si vuole legittimare e promuovere l'utilizzo della guida ecografica come strumento per migliorare l'assistenza al paziente. Quella delineata in questo lavoro è l'immagine di un infermiere sempre più alla ricerca di professionalità, competenza, innovazione, tutto a vantaggio della salute del paziente. L'infermiere di oggi mira al miglioramento del care model attraverso la ricerca infermieristica, la consultazione di riviste scientifiche di riferimento e l'utilizzo di metodiche non più empiriche, bensì validate e supportate da studi scientifici. La professione infermieristica si trova ancora in una fase evolutiva, tuttavia sono convinto che le recenti innovazioni introdotte da alcuni gruppi di infermieri, rappresentino sicuramente un traguardo importante per lo sviluppo della professione e grazie ad un incremento di informazione e formazione, i modelli assistenziali recentemente introdotti troveranno una maggiore diffusione e ciò contribuirà in maniera significativa al miglioramento generale dell'assistenza sanitaria.

2. PRINCIPI DI BASE

2.1 Fisica degli ultrasuoni

Gli ultrasuoni sono una forma di energia meccanica che si trasmette in un mezzo fisico con onde di compressione e di rarefazione e caratterizzata da una frequenza al di sopra di quella normalmente udibile dall'orecchio umano, quantificata in un valore standard di 20 kHz. Come qualsiasi suono, gli ultrasuoni sono una forma di energia meccanica, in quanto determinano un movimento fisico di molecole e particelle all'interno di un mezzo, con un'onda di rarefazione e di compressione che si propaga in tutte le direzioni. A differenza delle onde elettromagnetiche che si propagano anche nel vuoto, gli ultrasuoni hanno bisogno di un mezzo materiale per propagarsi perché sfruttano le capacità elastiche del suddetto per propagarsi (onde elastiche). Tale mezzo, attraverso l'impedenza che esercita sull'onda determina anche la velocità di propagazione variabile degli ultrasuoni. Qualsiasi forma d'onda è caratterizzata da alcuni parametri fisici quali la frequenza (f), la lunghezza d'onda (λ), la velocità di propagazione (v), il periodo (T) e l'ampiezza (A).

Definizioni:

Frequenza f: numero di occorrenze di un evento (o ciclo) che si ripete nell'unità di tempo. (Hz)

Lunghezza d'onda λ: distanza tra due successivi massimi (o minimi) di oscillazione, cioè la distanza tra due particelle successive nello stesso stato o fase di moto. Nel caso delle onde longitudinali come negli ultrasuoni può essere anche definita come la distanza compresa tra due successive compressioni (o rarefazioni) massime del mezzo.

Velocità di propagazione: velocità con cui un suono si propaga in un certo ambiente, detto mezzo. La velocità del suono varia a seconda delle mezzo e delle sue proprietà, specialmente al variare della temperatura.

Periodo: tempo in cui l'onda compie un'oscillazione e torna alla sua posizione iniziale.

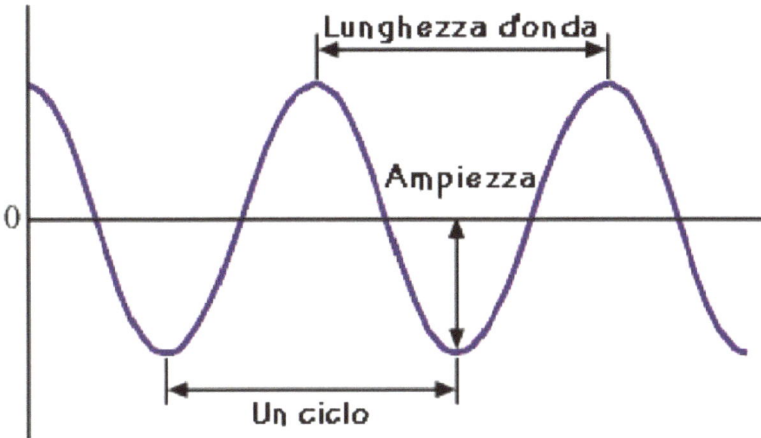

Figura 2-1: rappresentazione di onda ultrasonora

Relazioni matematiche tra le varie grandezze fisiche:

Frequenza $f = 1/T$

Velocità $v = \lambda * f$; λ/T

Periodo $T = 1/f$

Velocità del suono nei solidi:

Il suono nei solidi può propagarsi mediante onde longitudinali (nel caso in cui le particelle raggiunte dalla perturbazione vibrino nella stessa direzione di propagazione dell'onda) o attraverso onde trasversali (qualora le particelle del mezzo vibrino perpendicolarmente al raggio di propagazione).

Per un'onda longitudinale la velocità può essere espressa come:

$$a_l = \sqrt{\frac{E}{\rho}}$$

dove E rappresenta il *modulo di Young* del materiale considerato e ρ la sua densità.

Per le onde trasversali la velocità può essere calcolata mediante la seguente formula:

$$a_t = \sqrt{\frac{G}{\rho}}$$

Dove G rappresenta il *modulo di rigidità* o scorrimento.

Analogamente alle onde luminose gli ultrasuoni subiscono i fenomeni di riflessione e rifrazione all'interfaccia tra due mezzi differenti, la diffusione e la diffrazione da parte di ostacoli, l'attenuazione al passaggio attraverso un mezzo.

Riflessione: fenomeno per il quale un'onda sonora che si propaga all'interno di un mezzo, quando si trova a livello dell'interfaccia tra due mezzi, non penetra all'interno del secondo mezzo bensì viene proiettata all'indietro nella direzione del mezzo di partenza. In generale, nella pratica comune una parte dell'onda viene assorbita ed una parte viene riflessa. La percentuale dell'energia incidente riflessa varia a seconda dell'impedenza acustica esercitata dall'interfaccia.

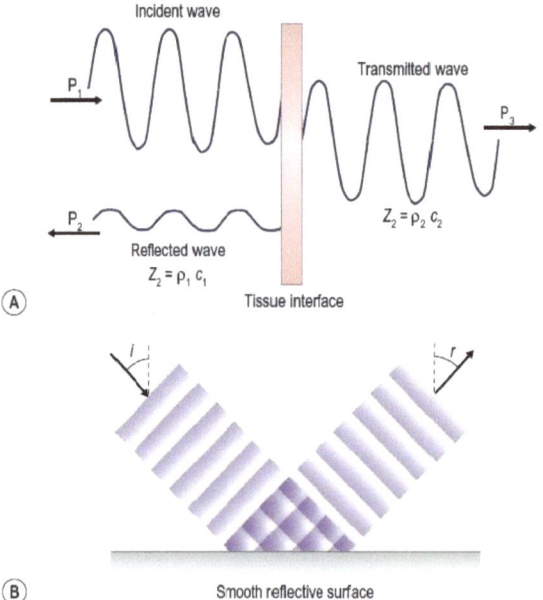

Figura 2-2: a) riflessione che varia a seguito di un cambiamento d'impedenza acustica tra i due mezzi. b) riflessione di un'onda che colpisce una superficie piana

Rifrazione: fenomeno fisico caratterizzato dalla deviazione di un'onda al passaggio da un mezzo all'altro in cui si verifica una variazione della velocità di propagazione. Durante la rifrazione si ha una modifica della velocità di fase dell'onda e della sua lunghezza d'onda, mentre la frequenza rimane invariata.

La legge di Snell è una formula che esprime le modalità di rifrazione di un'onda che attraversa un'interfaccia tra due mezzi con indice di rifrazione diverso.

$$\frac{\sin \theta_1}{\sin \theta_2} = \frac{v_1}{v_2} = \frac{n_2}{n_1}$$

n_1 ed n_2 rappresentano i due indici di rifrazione; Θ_1 e Θ_2 rappresentano rispettivamente gli angoli di incidenza e rifrazione; v_1 e v_2 rappresentano la velocità di propagazione dell'onda sonora nel primo e nel secondo mezzo.

Diffusione o scattering: fenomeno fisico che consiste nella deflessione, ossia il cambiamento di traiettoria di onde che collidono tra loro in maniera disordinata ed in buona misura casuale, a differenza delle interferenze che si generano nella riflessione e rifrazione che risultano essere più ordinate. Il fenomeno dello scattering è caratterizzato da interazioni elastiche o quasi elastiche, ossia che non comportano rilevanti cessioni o guadagni di energia.

Diffrazione: fenomeno che si verifica ogni volta che l'onda incontra un ostacolo od un cambiamento di densità del mezzo. L'ostacolo dà luogo ad una sorta di frammentazione (diffrazione) che genera dei fasci di onde secondarie capaci di superare l'ostacolo e raggiungere anche zone d'ombra che non sarebbero raggiungibili se l'onda si propagasse solamente attaverso raggi rettilinei.

Attenuazione: riduzione dell'intensità del flusso d'onda che nel caso delle onde sonore consiste in una riduzione dell'ampiezza a causa della distanza dalla sorgente e dall'assorbimento dell'onda con conseguente cessione di energia.

2.2 Gli ultrasuoni in natura

In natura gli ultrasuoni vengono utilizzati da alcune specie animali per la cosiddetta ecolocalizzazione e la comunicazione. Numerosi cetacei quali balene e delfini e chirotteri quali i pipistrelli emettono diverse bande di ultrasuoni che urtando contro gli oggetti del mondo circostante producono echi captabili dal loro sistema uditivo, che forniscono informazioni essenziali per l'orientamento nello spazio, l'evitamento di ostacoli e la caccia delle prede. Anche alcuni insetti e farfalle sono in grado di percepire gli ultrasuoni emessi dai pipistrelli e ciò permette loro di invertire rotta o simulare la morte lasciandosi cadere a terra. Il fenomeno è stato osservato in modo particolare in alcune specie di falena facenti parte della famiglia delle Sphingidae.[1] Gli ultrasuoni sono inoltre utilizzati per comunicare tra individui della stessa specie, i cetacei ad esempio sono dotati di una grande vita sociale, vivono in gruppo, si muovono e cacciano in branco, quindi i segnali servono per fornire la direzione del

---

[1] Barber, J. R. & Kawahara, A. Y. *Biology Letters* **9**, 20130161 (2013)

movimento o segnalare di presenza di prede o pericoli[2]. Gli animali di una stessa specie utilizzano lo stesso range di frequenza, tuttavia ogni individuo è caratterizzato dall'emissione di un suono con un timbro diverso, il che è fondamentale per distinguere i segnali emessi autonomamente o dagli altri[3]. Gli ultrasuoni a differenza della vista permettono di percepire oggetti anche a grande distanza ed in condizione di oscurità.

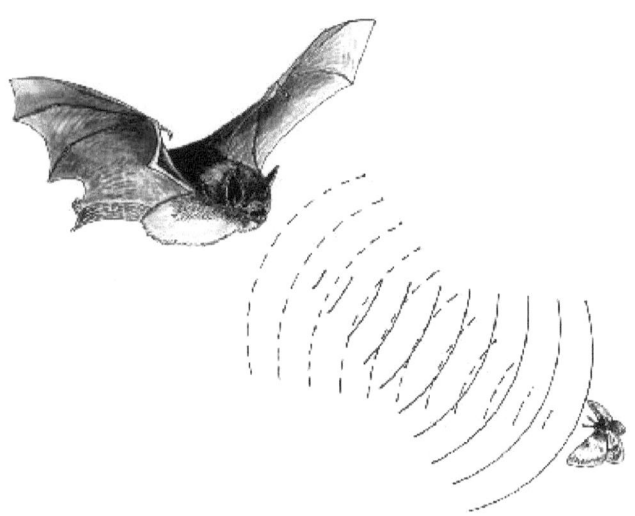

Figura 2-3: fenomeno di ecolocalizzazione di un pipistrello

2.3 Applicazioni industriali

Gli ultrasuoni hanno numerose applicazioni a livello industriale. I sonar ad esempio sfruttano le solite modalità adottate da pipistrelli e cetacei per localizzare navi, ostacoli, scandagliare i fondali alla ricerca di pesci, studiare la profondità e la conformazione dei fondali lacustri e marittimi. Per i sottomarini rappresenta la principale fonte di orientamento ed è uno strumento insostituibile per qualsiasi marina militare: senza di esso non sarebbe possibile il monitoraggio di qualsiasi attività sottomarina, con notevoli rischi per la sicurezza del paese.

Le onde ultrasonore trovano inoltre applicazione in campo meccanico e siderurgico. Strumenti che adottano tale tecnologia permettono di rilevare le imperfezioni delle

---

[2] M. Azzali, P. Garbati, Ricerche sul sonar dei cetacei: somiglianze e differenze nei segnali di ecolocalizzazione, Istituto di Ricerca Pesca Marittima, Ancona

[3] Silke L. Voigt-Heucke, Michael Taborsky, Dina K.N. Dechmann, A dual function of echolocation: bats use echolocation calls to identify familiar and unfamiliar individuals. Animal Behaviour, 2010; DOI: 10.1016/j.anbehav.2010.03.025

componenti meccaniche studiando la superficie, mentre la saldatura ad ultrasuoni permette di saldare materiali termoplastici o metalli sottili. I lembi da saldare sono messi tra una piattaforma di sostegno detta incudine ed un sonotrodo, ossia un emettitore di onde sonore che mette in vibrazione i materiali e genera calore fino ad arrivare al punto di fusione degli stessi e permettendo una saldatura precisa. Più in dettaglio, un trasduttore piezoelettrico converte l'energia elettrica in energia meccanica e determina il movimento di uno dei pezzi da saldare, tale movimento viene accentuato da un dispositivo detto booster e quando i due pezzi si trovano a contatto tra loro ed in prossimità del sonotrodo avviene la saldatura e l'assemblaggio. Infine gli ultrasuoni vengono ampiamente utilizzati anche per la pulizia di materiali, in particolare componenti meccaniche di metallo che presentano delle cavità e altrimenti sarebbero difficili da pulire. Gli ultrasuoni riescono a penetrare all'interno delle cavità e a rimuovere lo sporco per via meccanica in quanto esercitano una grande pressione e si muovono ad alta frequenza (ad esempio un dispositivo di pulizia ad ultrasuoni che lavora a 50 Hz produce 50000 oscillazioni al secondo). L'effetto pulente aumenta ulteriormente se al bagno di lavaggio viene aggiunto un detergente, in quanto il movimento esercitato dalle onde ultrasonore, amplifica l'effetto pulente del detergente.

2.4 Applicazioni medico-sanitarie

In ambito medico gli ultrasuoni rappresentano un valido aiuto sia a livello diagnostico (vedi ecografia) che terapeutico. Gli ultrasuoni possono essere utilizzati dai dentisti per la pulizia dentale, dagli ortopedici e reumatologi per la cura dei dolori articolari o come coadiuvante nei casi di patologie tendinee, muscolari o ossee. Inoltre gli ultrasuoni vengono utilizzati dagli urologi per la litotrissia, ossia la tecnica che consiste nel disgregamento dei calcoli delle vie urinarie mediante onde d'urto ad alta frequenza. Una volta che la frammentazione è avvenuta, i frammenti possono essere espulsi naturalmente dal paziente attraverso le urine. In medicina estetica e chirurgia plastica gli ultrasuoni vengono utilizzati per modellare il fisico e ridurre la presenza di massa grassa, mediante la rottura delle membrane adipocitarie per effetto meccanico, cavitazionale e termico indotto dalle onde sonore e la successiva lipoaspirazione.

2.5 L'ecografia

L'ecografia è una metodica di diagnostica per immagini che non si basa sull'utilizzo di radiazioni ionizzanti, bensì sull'uso degli ultrasuoni. Fasci di ultrasuoni vengono emessi dall'ecografo ed attraversano i tessuti del paziente subendo vari fenomeni descritti in precedenza, quali la riflessione, la rifrazione e lo scattering. Come ogni materiale, ciascun tessuto è caratterizzato da uno specifico fattore di impedenza, ossia attenuazione del fascio ultrasonoro; tale differenza permette di distinguere vari distretti e tessuti dell'organismo e di studiarne l'anatomia fisiologica e patologica a scopo diagnostico ed interventistico.

Sostanza/tessuto	ρ (kg m^{-3})	c (m s^{-1})	Z (10^6 kg m^{-2} s^{-1})
Aria a 20 °C	1.29	344	0.000444
Acqua a 20 °C	1000	1430	1.43
Grasso	920	1460	1.34
Fegato	1060	1550	1.64
Milza	1060	1560	1.65
Sangue	1060	1560	1.65
Rene	1040	1560	1.62
Muscolo	1070	1590	1.70
Osso	1380$-$1810	2700$-$4100	3.75$-$7.38

Tabella 2-1: impedenza di vari materiali

L'ecografia è un esame che viene svolto mediante l'utilizzo dell'ecografo, uno strumento costituito dalle seguenti componenti:

- Un monitor per la visualizzazione delle immagini ecografiche

- Un pannello di controllo

- Delle sonde che permettono l'emissione e la ricezione degli ultrasuoni

- Un processore post-processing che permette l'elaborazione dei segnali

- Una stampante per la registrazione cartacea delle immagini ecografiche

- Un supporto di registrazione per la memorizzazione delle immagini digitalizzate

- Una scheda wireless integrata per la trasmissione delle immagini a distanza (opzionale)

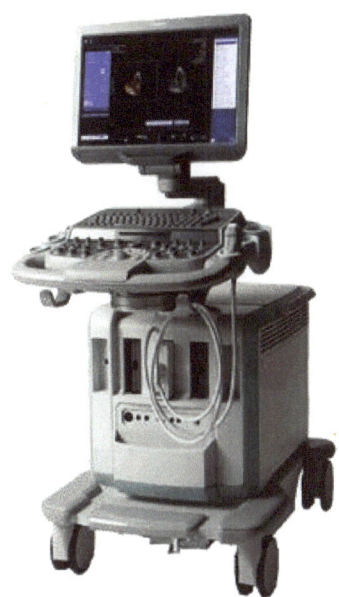

Figura 2-4: ecografo portatile

2.6 Le sonde ecografiche

Una sonda ecografica è un **trasduttore**, ossia uno strumento capace di convertire un tipo di energia in un'altra forma di energia. Nel caso specifico avviene la trasformazione di energia elettrica in energia meccanica e viceversa, quindi si tratta di un **trasduttore duplex**. Tale proprietà sfrutta il cosiddetto **effetto piezoelettrico** e si basa sull'utilizzo di particolari materiali chiamati cristalli piezoelettrici, cioè cristalli di quarzo, cristalli ceramici al piombo-titanato-zirconato (PZT) o al titanato di bario ($BaTiO_3$) che al passaggio di una corrente elettrica vengono messi in vibrazione e generano ultrasuoni, mentre se sottoposti a vibrazioni meccaniche sono in grado di produrre una corrente elettrica che può essere analizzata da parte dell'ecografo. Le sonde ecografiche possono essere classificate in base a diversi criteri.

In base alla presenza o meno di parti in movimento:

sonde meccaniche

sonde elettroniche

In base alla disposizione dei cristalli piezoelettrici:

sonde lineari

sonde settoriali

sonde convex o microconvex

sonde anulari

In base alla zona d'applicazione:

sonde transcutanee

sonde endocavitarie

In base alla frequenza del fascio ultrasonoro emesso:

sonde a bassa frequenza

sonde ad alta frequenza

sonde multifrequenza

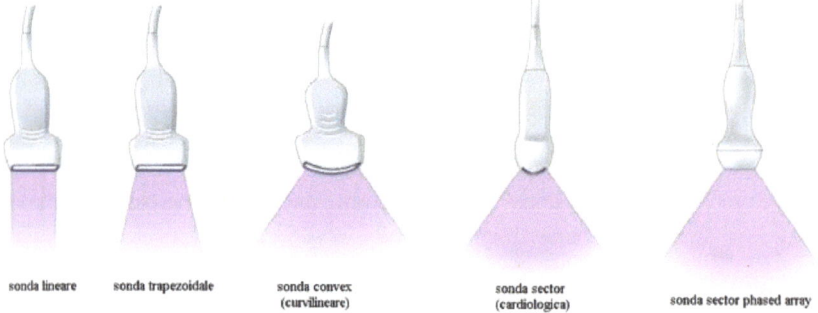

sonda lineare   sonda trapezoidale   sonda convex   sonda sector   sonda sector phased array
                                     (curvilineare)   (cardiologica)

Figura 2-5: vari tipi di sonde ecografiche

risoluzione e bassa penetrazione e fornisce un'immagine rettangolare dei tessuti superficiali; viene utilizzata principalmente in ecografia addominale, ostetrico-ginecologica o per osservare piccoli dettagli, ad esempio per lo studio dei vasi sanguigni in associazione a sistemi doppler.

La sonda convex (3,5-5 MHz) è una sonda a media frequenza e permette di avere una sezione a ventaglio o curvilinea; viene utilizzata per lo studio di organi profondi.

La sonda sector (2-3,5 MHz) è una sonda a bassa frequenza e fornisce un'immagine triangolare conica; viene utilizzata principalmente per lo studio del cuore.

2.7 Modalità di imaging

A-mode: rappresentazione monodimensionale in cui l'ampiezza dell'onda viene visualizzata sull'asse verticale delle ordinate, mentre il ritardo dell'eco viene visualizzato sull'asse delle ascisse.

B-mode o 2D mode: rappresentazione bidimensionale a modulazione di luminosità, in cui gli echi vengono visualizzati come punti con colori differenti su scala di grigio ad indicare la diversa intensità del segnale, ossia la diversa impedenza e densità dei tessuti attraversati. E' la metodica più utilizzata per produrre le cosiddette immagini ecotomografiche.

Real time mode: rappresentazione a tutto campo in cui si ha l'associazione istante per istante del tempo e della direzione del fascio ultrasonoro emesso e percepito.

M-mode: rappresentazione sotto forma di onda del movimento di una struttura; è particolarmente usato per l'imaging cardiologico adulto e fetale.

Doppler mode: rappresentazione ecografica che utilizza l'effetto doppler per fornire informazioni sulla flussimetria e l'emodinamica all'interno di vasi sanguigni, il cuore ed altri organi oggetto di studio. L'effetto doppler consiste nel cambiamento apparente della frequenza o della lunghezza d'onda di un'onda percepita da un osservatore in quiete o in movimento rispetto alla sorgente delle onde, anch'essa in quiete o in movimento. In particolare nello studio dell'emodinamica e della funzionalità cardiaca di un paziente si prende in considerazione la velocità del flusso sanguigno (ecodoppler) ed eventualmente la direzione in modo da verificare il flusso di sangue arterioso e venoso, eventuali stenosi o insufficienze valvolari attraverso il cosiddetto color doppler, ossia una metodica doppler che permette di sovrapporre all'immagine strutturale ecotomografica l'informazione funzionale di flusso tramite l'utilizzo di colori: il colore rosso indica il moto del flusso sanguigno verso la sonda ecografica, viceversa il colore blu indica il moto di allontanamento dalla stessa. Il cambiamento di frequenza o lunghezza d'onda dovuto all'effetto doppler oltre ad essere visualizzato graficamente, può essere anche udito grazie all'emissione di un suono prodotto da un altoparlante.

2.8 Image processing ed ottimizzazione delle immagini ecografiche

Al fine di migliorare la qualità delle immagini ecografiche esistono una serie di funzioni quali ad esempio il controllo del guadagno (gain control) che permette di modificare l'ampiezza degli echi di ritorno incrementandola o riducendola con lo scopo di ottenere un'immagine più chiara o scura. Inoltre tramite un pulsante del pannello di controllo dell'ecografo è possibile regolare la profondità della scansione andando ad agire sulla frequenza (e di conseguenza la lunghezza d'onda) del fascio ultrasonoro. Gli echi che provengono da tessuti più profondi subiscono il fenomeno dell'attenuazione pertanto tali strutture tendono ad apparire più scure delle zone superficiali anche a parità di densità. L'ecografo autonomamente cerca di bilanciare l'immagine favorendo i campi lontani, tuttavia ciò può essere regolato mediante un controllo manuale chiamato TGC (Time-Gain Compensation) che permette di ridurre o amplificare gli echi di ritorno in maniera generalizzata o selettiva secondo i vari livelli d'immagine disponibile. L'ecografia è un esame diagnostico operatore dipendente, ciò significa che la componente tecnica e l'esperienza dell'operatore sono fondamentali e rivestono un ruolo più importante rispetto ad altre metodiche di diagnostica per immagini, inoltre spesso non basta appoggiare la sonda ecografica a contatto con la cute ma è necessario compiere un movimento, cambiare angolazione, profondità, luminosità al fine di identificare meglio le varie strutture corporee in base ai relativi rapporti, quindi non si tratta di un processo statico (come ad esempio avviene nella radiografia o la risonanza magnetica) bensì dinamico. Ciò è sufficiente per l'ecografia diagnostica od operativa, quando tuttavia sia richiesta una documentazione dell'esame strumentale, una volta raggiunta una buona visualizzazione dell'immagine è possibile utilizzare il controllo freeze per bloccare l'immagine e procedere alla stampa o alla digitalizzazione della stessa.

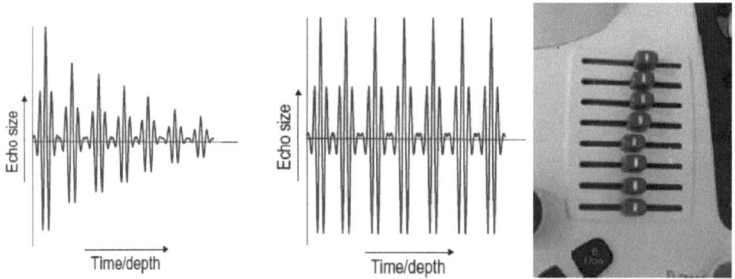

Figura 2-6: ampiezza degli echi prima e dopo l'utilizzo del TGC (Time-Gain Compensation)

2.9 Vantaggi e svantaggi dell'ecografia

L'ecografia è una metodica di diagnostica per immagini che presenta molti vantaggi quali la rapidità d'esecuzione, la ripetibilità, il costo contenuto, la non invasività, la possibilità di essere eseguita anche al letto del paziente mediante l'utilizzo di ecografi portatili, la sicurezza e la possibilità di essere usata anche durante la gravidanza. Essa è adatta principalmente allo studio degli organi, i tessuti molli, i vasi sanguigni. D'altro canto non riesce a dare informazioni utili e precise nel caso in cui sia presente aria o tessuto osseo, in quanto questi materiali costituiscono un'impedenza eccessiva al passaggio degli ultrasuoni e quindi non è possibile ottenere immagini ecografiche soddisfacenti. L'ecografia inoltre presenta un grado di risoluzione inferiore rispetto a metodiche che utilizzano radiazioni ionizzanti ed è operatore dipendente.

2.10 Rischi ed effetti collaterali

L'ecografia è una delle metodiche più utilizzate a livello mondiale, i campi di applicazione sono molteplici e viene generalmente ritenuta sicura: a riprova di questo vi è il fatto che essa sia un fondamentale esame di routine per il controllo del feto in gravidanza e nonostante l'uso intensivo che ne è stato fatto negli ultimi anni non vi sono prove che correlano l'esposizione agli ultrasuoni con un incremento del rischio di aborto, malformazioni o teratogenicità a differenza delle radiazioni ionizzanti che rappresentano un rischio reale e pertanto l'utilizzo in gravidanza è vietato per legge nel nostro Paese. Affermare che gli ultrasuoni siano sempre innocui in qualsiasi condizione sarebbe errato, in quanto come qualsiasi forma di energia sono associati a dei rischi per la salute, tuttavia essi possono essere fortemente ridotti e tendenti allo zero se vengono seguite le normali regole di prevenzione dei rischi associati. Ciò consiste nell'utilizzo degli apparecchi ecografici rispettando le normali frequenze di utilizzo e utilizzando sonde apposite e frequenze variabili, adatte ad ogni particolare tessuto. (Ad esempio non è possibile effettuare un'ecografia oculare con gli stessi apparecchi ecografici utilizzati per una normale ecografia toracica o addominale). I rischi e gli effetti collaterali degli ultrasuoni sono principalmente l'effetto termico, la cavitazione e gli effetti sui gas corporei. Essi dipendono principalmente dal tempo e la superficie di esposizione e la frequenza delle onde ultrasonore.

3. ECOGRAFIA INFERMIERISTICA

Con il progredire della scienza e della tecnica è nata l'ecografia, uno strumento indispensabile per la pratica clinica quotidiana ed in emergenza-urgenza. Dapprima la metodica è stata adottata dal personale medico con successo ed è proprio la versatilità, l'utilità e la sicurezza dell'ecografia che ha spinto gli infermieri a documentarsi, fare ricerca ed adottare tale pratica allo scopo di migliorare la propria attività professionale a tutto beneficio dei pazienti. Tale pratica si è sviluppata lentamente ma progressivamente a partire dal mondo anglosassone (ultrasound nursing) e si sta diffondendo in tutto il mondo e tuttora è in continuo sviluppo. Ad oggi l'ecografia può essere utilizzata dal personale infermieristico per:

- l'applicazione di cateteri venosi periferici, PICC, Midline;

- il controllo del ristagno vescicale e come ausilio all'inserimento del catetere vescicale;

- la verifica del corretto inserimento del sondino nasogastrico;

- il triage e la rivalutazione dei pazienti nei dipartimenti di emergenza e urgenza;

- valutazione dei pazienti in fase di preospedalizzazione in ambulanza o presso i PMA (Punti medici avanzati) disposti sul territorio;

- altre applicazioni ancora da definire.

3.1 ECOGRAFIA INFERMIERISTICA COME SUPPORTO ALLE PROCEDURE VASCOLARI

3.1.1 Cenni di anatomia del sistema vascolare

I vasi sanguigni sono delle strutture adibite al trasporto del sangue dal cuore alla periferia e viceversa e si distinguono in arterie, arteriole, vene, venule e capillari. In generale arterie e vene sono costituite da vari strati: uno strato interno chiamato tonaca intima (formato da endotelio), uno strato intermedio detto tonaca media (costituito da tessuto muscolare liscio) ed uno strato esterno, la tonaca avventizia (formato da tessuto connettivo e fibre elastiche). Le arterie sono dei vasi che conducono il sangue in direzione centrifuga, dal cuore alla periferia, sono costituiti da una parete spessa, elastica e il sangue che scorre al loro interno si trova sottoposto ad una pressione maggiore, mentre le vene sono vasi che conducono il sangue dalla periferia verso il cuore (in direzione centripeta) e sono caratterizzati da pareti più sottili, lisce, dotate di minore elasticità e sottoposte ad una pressione inferiore. Nelle arterie il sangue circola spinto dalla pressione esercitata dal cuore, mentre all'interno delle vene la pressione non è abbastanza elevata e quindi la propulsione deriva dalla contrazione dei muscoli scheletrici che esercitano una pressione sulle vene stesse. La contrazione dei muscoli scheletrici produrrebbe di per sé una spinta del sangue in ambo le direzioni, affinché il ritorno venoso sia garantito, fondamentale è la presenza delle valvole a nido di rondine, presenti specialmente all'interno delle vene degli arti inferiori che permettono al sangue di muoversi solamente dalla periferia verso il cuore ed evitano il reflusso.

3.1.2 Il cateterismo venoso

Una delle abilità teorico-pratiche possedute dagli infermieri è rappresentata dal cateterismo venoso, ossia l'introduzione di un ago o un'ago-cannula all'interno di una vena al fine di mettere in comunicazione il sistema sanguigno con l'esterno, in modo da effettuare un prelievo ematico, somministrare farmaci, emazie, elettroliti o la nutrizione parenterale al paziente. Questa procedura riveste una notevole importanza nella preparazione ad esami diagnostici o alla somministrazione della terapia ed è una delle principali attività collaborative tra infermieri e medici.

3.1.3 Le tipologie di cateteri venosi

I cateteri venosi sono dispositivi di materiale biocompatibile e differiscono principalmente per le dimensioni, la sede di utilizzo e il tempo di permanenza. La misura del diametro esterno è espressa in French (Fr), mentre quello interno in Gauge (G). I cateteri più utilizzati sono:

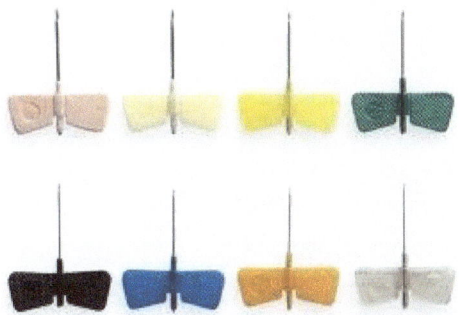

Figura 3-1: aghi a farfalla

- aghi a farfalla: utilizzati per prelievi venosi o per terapie infusionali occasionali, di breve durata e a basso flusso. Le dimensioni variano da 19 a 23 G e devono essere rimossi al termine dell'infusione.

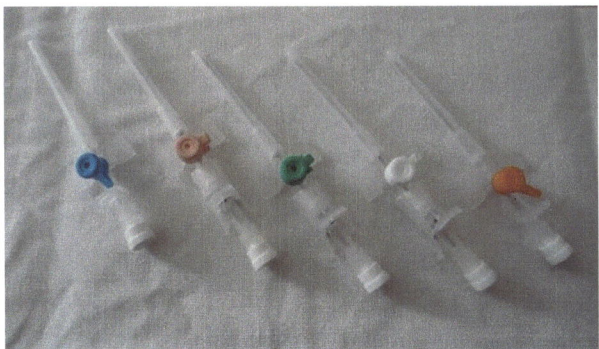

Figura 3-2: aghi cannula

- Aghi cannula: utilizzati per la terapia infusionale standard in vene periferiche. Hanno una dimensione variabile tra 26 e 14 G e possono rimanere in sede per 3-4 giorni.

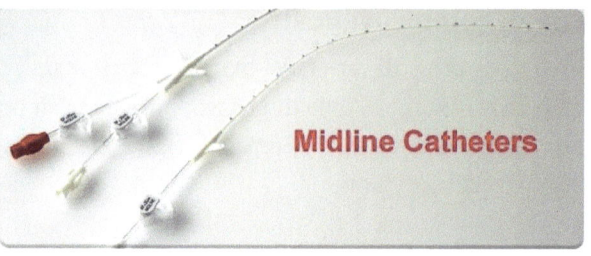

Figura 3-3: cateteri Midline

- Midline: cateteri a media permanenza (20-30 giorni) che vengono inseriti tramite la venipuntura di vene periferiche dell'arto superiore e raggiungono la vena ascellare o succlavia. Non possono essere utilizzati per la somministrazione di soluzioni ipertoniche o farmaci antiblastici.

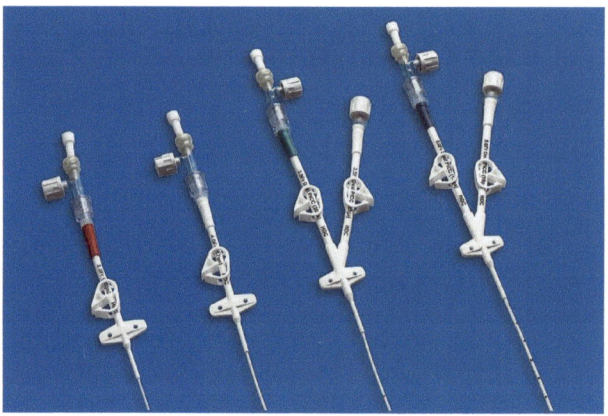

Figura 3-4: cateteri PICC

- PICC: cateteri a lunga permanenza (fino a 3 mesi) che vengono inseriti a livello delle vene periferiche dell'arto superiore e raggiungono la giunzione tra vena cava superiore ed atrio destro. Possono essere utilizzati anche per la somministrazione di soluzioni ipertoniche e farmaci antiblastici. A differenza dei CVC hanno un minor rischio infettivo e di trombogenicità.

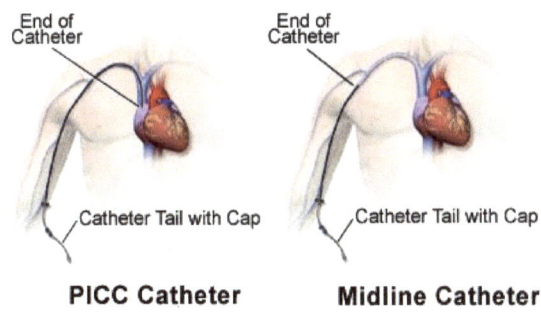

Figura 3-5: posizione della testa di un catetere Midline e PICC

3.1.4 Le tecniche d'introduzione

La tecnica d'inserzione di gran lunga più diffusa tra gli infermieri è la cosiddetta "needle-only" che usa l'ago butterfly per i prelievi venosi (raramente per instaurare una linea infusionale) e la tecnica "catheter-over-the-needle" o "extracath" in cui viene effettuata la venipuntura mediante un ago e successivamente viene estratto, lasciando in sede un tubo flessibile che permette di assicurare la presenza di una via venosa e al tempo stesso evita al paziente il rischio di punture accidentali. La tecnica "catheter-through-the-needle" permette mediante la venipuntura di creare un passaggio e far scivolare la cannula all'interno del lume di un ago di grandi dimensioni, ma non è molto diffusa. Infine la tecnica di Seldinger viene comunemente usata per gli accessi venosi centrali, per l'introduzione di cateteri Midline e PICC. Con questo metodo, attraverso l'ago viene inserito un filo metallico che serve alternativamente come guida per il passaggio di un introduttore di polietilene apribile (peel away) o di un catetere flessibile.

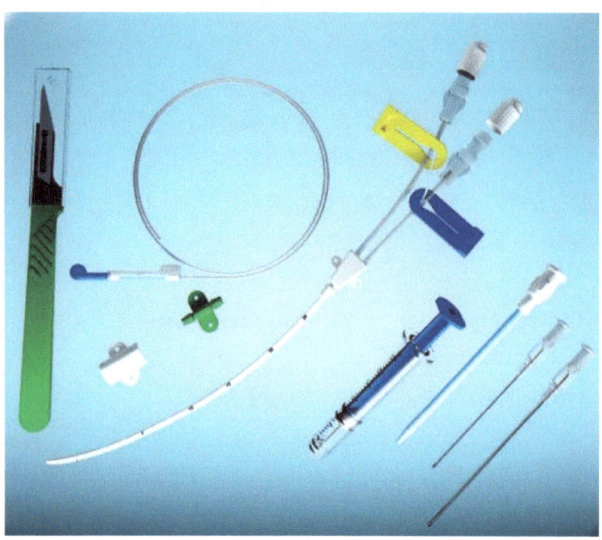

Figura 3-6: set di catetere venoso per tecnica Seldinger

3.1.5 Metodo "blind" ed ecoguidato

Nella pratica infermieristica quotidiana il metodo più utilizzato per l'inserimento di cateteri venosi periferici è il cosiddetto metodo "blind", che consiste nella venipuntura utilizzando la vista ed il tatto per individuare il decorso del vaso. Nonostante questo sia un metodo generalmente valido, possono verificarsi dei problemi nel caso in cui il paziente sia sovrappeso, abbia uno scarso patrimonio venoso o sia vasocostretto. Considerando queste difficoltà, il rischio d'insuccesso e di punture multiple e l'eventuale presenza di un vaso trombizzato non evidente alla vista, le tecniche d'inserimento di cateteri venosi in maniera ecoguidata rappresentano una valida scelta. L'infermiere opportunamente formato è in grado di utilizzare l'ecografia al fine di reperire un accesso venoso periferico o centrale[4] e garantire così un servizio professionale al paziente, limitando i casi d'insuccesso e migliorando il comfort[56].

---

[4] Jonathan M. Barber, Doris M. Booth, Julia A. King, Sam Chakraverty, A Nurse Led Peripherally Inserted Central Catheter Line Insertion Service is Effective with Radiological Support

[5] Michael Blaivas, Matthew Lyon, The effect of ultrasound guidance on the perceived difficulty of emergency nurse-obtained peripheral IV access, The Journal of emergency medicine, 1 November 2006 (volume 31 issue 4 Pages 407-410 DOI: 10.1016/j.jemermed.2006.04.014)

[6] Wendy Joanne Krstenic, The Effectiveness of Nurse Led 2-D Ultrasound Guided Insertion of Peripherally Inserted Central Catheters in Adult Patients: A Systematic Review, Journal of the Association for Vascular Access, Vol 13, Issue 3, 2008, Pages 120-125

Al fine di definire il materiale necessario e le procedure adeguate per l'incannulamento venoso per via ecografica è fondamentale fare alcune considerazioni:

- Le vene possono essere suddivise in superficiali o profonde, in ogni caso solitamente si trovano ad una profondità che varia da alcuni mm a circa 2-3 cm, quindi al fine di ottenere una buona immagine ecografica è consigliato utilizzare una sonda lineare con frequenza maggiore di 7,5 MHz, preferibilmente attorno a 10 MHz;

- Arterie e vene appaiono entrambe come strutture tubulari in sezione longitudinale, mentre appaiono circolari in sezione trasversale. Solitamente un paio di vene decorre in prossimità di un'arteria, è necessario quindi distinguere arterie e vene per l'incannulamento. Le vene hanno una parete più sottile e sono comprimibili dalla sonda ecografica, mentre le arterie sono più turgide e difficilmente comprimibili. È necessario prestare attenzione perché nel caso in cui sia presente una trombosi venosa anche le vene saranno scarsamente comprimibili. Per fugare ogni dubbio è possibile attivare la funzione colordoppler dell'ecografo e verificare la direzione del flusso sanguigno. Inoltre la componente trombotica è un materiale iperecogeno, quindi distinguibile dal normale contenuto ematico anecogeno delle vene.

3.1.6 Scelta del lato e del sito d'inserzione

Generalmente si predilige l'arto dominante perché presenta un miglior trofismo muscolare e quindi un'azione di pompa muscolare migliore, vene di maggior calibro ed un minor rischio di trombosi. Inoltre è bene evitare un arto immobilizzato a seguito di traumi o esiti neurologici, o con ridotto o insufficiente drenaggio venoso a seguito di neoplasia o interventi chirurgici. Il sito d'inserzione meno a rischio per lo sviluppo d'infezioni è il terzo medio del braccio, ad una distanza appropriata dall'ascella ed il gomito; inoltre per limitare il rischio di trombosi, il lume della vena scelta dovrebbe avere un diametro interno di misura 3 volte maggiore rispetto a quello del catetere. Dalle ultime evidenze scientifiche si evince che la vena migliore per l'inserzione di un catetere Midline o PICC sia la vena basilica in quanto rappresenta un buon compromesso tra superficialità e dimensioni, inoltre ha un decorso maggiormente rettilineo, si trova più distante da strutture importanti quali arterie e nervi ed è presente un numero di valvole a nido di rondine inferiore rispetto ad altre vene dell'arto superiore. Nel caso in cui non sia possibile per qualche ragione incannulare la vena basilica è possibile ricorrere alle vene brachiali (che hanno lo svantaggio di presentare sovente una variabilità anatomica) oppure la vena cefalica (come ultima scelta) che è più superficiale e tortuosa, presenta numerose valvole venose, ha un calibro che si riduce in senso caudo-craniale ed un catetere inserito a questo livello, essendo più esposto subisce più facilmente traumi.

3.1.7 Misura predittiva della lunghezza del catetere PICC

Nonostante la sicurezza di aver inserito un catetere nella sede giusta è possibile solo mediante la verifica radiografica, è stato ideato un metodo per predire la lunghezza del catetere da introdurre all'interno della vena di ogni singolo paziente tenendo conto delle variazioni individuali. Grazie a studi sulle proporzionalità corporee è stato osservato che nella norma ci sono precise proporzioni tra l'altezza di un individuo e la lunghezza della sua clavicola e ciò permette di predire la lunghezza del catetere necessaria per raggiungere la sede desiderata. Dopo aver posizionato il paziente in posizione supina e con il braccio esteso e abdotto di 90° è necessario misurare dal punto in cui si prevede di inserire il catetere (exit site) al terzo medio della clavicola e da qui fino al terzo spazio parasternale destro. Da uno studio prospettico su 382 pazienti è stato dimostrato che nel 97% dei casi, utilizzando questo metodo è stato possibile inserire correttamente i cateteri con la punta in prossimità della giunzione atrio-cavale.

3.1.8 L'asepsi

Al fine di prevenire il rischio di infezioni è necessario adottare una serie di procedure precauzionali che consistono nel lavaggio accurato delle mani dell'operatore, l'asepsi dell'area interessata dall'introduzione del catetere con Clorexidina 2% o in alternativa iodopovidone, l'adozione di dispositivi di sicurezza individuali quali guanti e camice sterili, mascherina e cuffia, inoltre è fondamentale la creazione di un campo sterile mediante l'utilizzo un telino sterile che dovrà coprire l'area circostante lasciando libero solamente lo spazio strettamente necessario per l'introduzione del catetere. Essendo una manovra ecoguidata è anche necessario utilizzare un coprisonda sterile in modo che la sonda ecografica non crei una contaminazione.

3.1.9 L'introduzione ecoguidata

Innanzitutto è necessario valutare ecograficamente tutte le vene del braccio e del collo al fine di evidenziare possibili varianti anatomiche o trombosi venose. Una volta scelta la sede appropriata è possibile utilizzare un approccio complanare o trasversale. Nell'approccio complanare (in plane) l'ago si trova parallelo al fascio di ultrasuoni emesso dalla sonda ecografica, ciò ha il vantaggio di poter osservare l'ago in tutta la sua interezza ed è più sicuro ma richiede un training maggiore.
Nell'approccio trasversale (out of plane) è possibile osservare la vena in sezione trasversale (circolare) ed eventuali altre strutture circostanti, solo la punta dell'ago è visibile e non si visualizza tutta la traiettoria dell'ago.

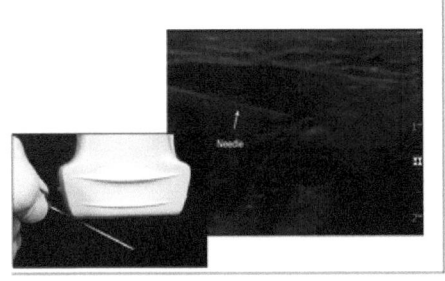
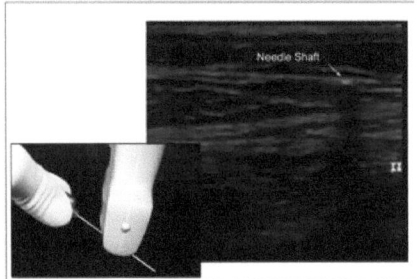

In-plane (long axis) Approach   Out-of-plane (short axis) Approach

Figura 3-7: approccio longitudinale e trasversale

3.1.10 Verifica corretto inserimento

Durante la procedura d'inserimento è possibile verificare il corretto posizionamento con il metodo dell'ECG intracavitario al fine di ridurre il rischio di trombosi, aritmie e malfunzionamento del catetere. Il catetere stesso, riempito di soluzione salina funge da elettrodo per la registrazione di un ECG in II derivazione, derivazione scelta perché parallela all'asse di attivazione atriale e punto di migliore registrazione dell'onda P. A seconda della posizione della punta del catetere si ha una variazione dell'ampiezza dell'onda P, osservabile tramite un monitor ECG. Questo metodo è stato giudicato di pari efficacia al controllo radiologico ed utilizzato in Francia a partire dal 1998. Ciò ha permesso di ridurre i tempi e non esporre il paziente a radiazioni ionizzanti. In Italia allo stato attuale il controllo radiologico è ancora obbligatorio per legge.

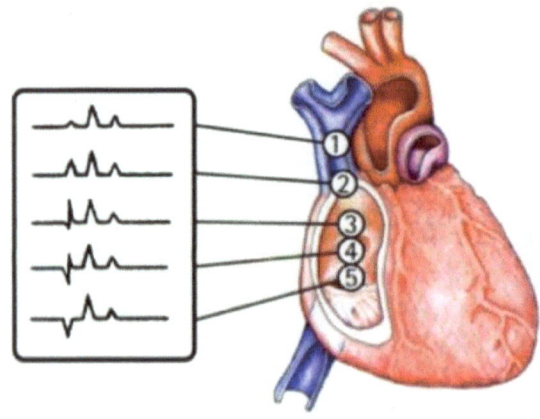

Figura 3-8: variazione dell'ampiezza dell'onda P a seconda del punto di osservazione (sito della punta del catetere)

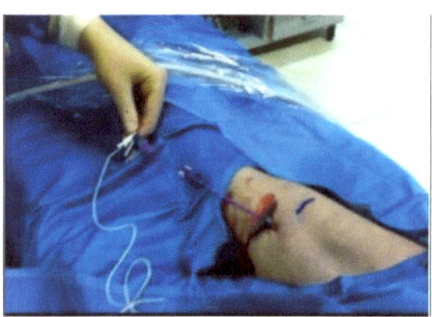

Figura 3-9: catetere connesso al cavo di raccordo

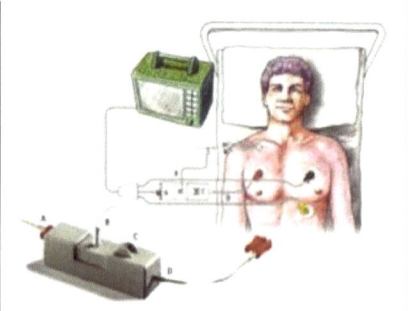

Figura 3-10: schema che raffigura la disposizione dei dispositivi necessari al controllo mediante ECG intracavitario

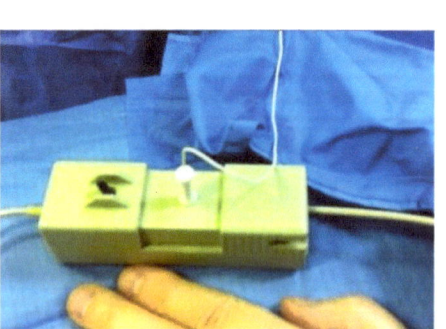

Figura 3-11: commutatore di segnale

3.1.11 Fissaggio e medicazione del catetere

Per il fissaggio di un catetere venoso centrale è possibile utilizzare un approccio che prevede l'utilizzo di punti di sutura oppure un approccio cosiddetto sutureless. Gli infermieri tendono ad utilizzare dei sutureless device in quanto applicare punti di sutura (sebbene sia un obiettivo che gli infermieri raggiungeranno a breve) richiede un addestramento ulteriore, inoltre questi dispositivi (statlock) hanno anche il vantaggio di garantire una stabilizzazione maggiore, essere meno soggetti a colonizzazione batterica ed hanno una sicurezza maggiore per l'operatore perché sono sprovvisti di aghi. Una volta fissato accuratamente il catetere è necessario provvedere all'applicazione di una medicazione costituita da una membrana semipermeabile trasparente che consente di far passare ossigeno e vapore acque ma è impermeabile ai liquidi, quindi limita il rischio di contaminazione, inoltre essendo trasparente permette all'operatore di poter osservare l'exit site al fine di verificare l'eventuale presenza di flogosi o infezione. Il primo controllo e cambio di medicazione va effettuato dopo 24 ore in modo da verificare precocemente l'insorgere di eventuali problemi, successivamente è sufficiente cambiare la medicazione ogni 7 giorni a meno che non ci siano segni di secrezione o sanguinamento, nel qual caso si raccomanda l'utilizzo di garze ed il cambio della medicazione ogni 48-72 ore.

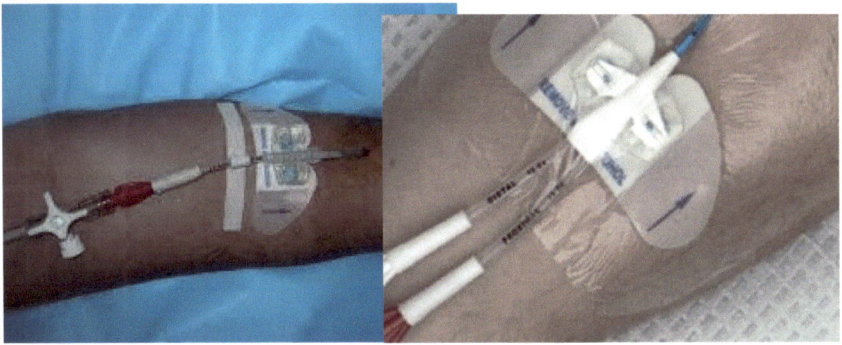

Figura 3-12: fissaggio statlock

Figura 3-13: medicazione semipermeabile trasparente

3.2 ECOGRAFIA INFERMIERISTICA COME SUPPORTO AL CATETERISMO VESCICALE

Il cateterismo vescicale è una procedura operata principalmente dal personale infermieristico (talvolta medico) e può essere utilizzato sia per il drenaggio di urina in caso di ritenzione urinaria (globo vescicale), sia per monitorare lo stato di salute di un paziente con problemi urologici, nefrologici od un paziente critico. Solitamente viene adottata una metodica di tipo blind, ossia si inserisce il catetere vescicale e ci si accerta del corretto posizionamento mediante metodi indiretti (fuoriuscita di urina dal catetere), piuttosto che attraverso la diagnostica per immagini; tuttavia talvolta è possibile che la vescica del paziente non contenga una quantità di urina sufficiente per essere drenata verso l'esterno e quindi non sempre è possibile utilizzare questo metodo per verificare il corretto posizionamento e solitamente ci si affida a punti di repere anatomici e misure ureterali standard. Non sempre questi metodi si dimostrano efficaci e soprattutto in emergenza-urgenza c'è bisogno di eseguire una manovra corretta in tempi rapidi. L'ecografia può rappresentare un valido aiuto sia per verificare la quantità e qualità del contenuto vescicale (ed indirizzare sul tipo di catetere vescicale da utilizzare), che durante la procedura di cateterismo stessa al fine di visualizzare l'uretra nella sua interezza e le strutture circostanti, evitando traumi al paziente e facilitando l'inserimento anche in caso di anomalie anatomiche congenite o patologiche.

3.2.1 Anatomia della vescica

La vescica è un organo cavo impari mediano che si trova nella piccola pelvi e contrae rapporti diversi con altri organi nel maschio e nella femmina.

Nella femmina è situata anteriormente all'utero e alla vagina e poggia direttamente sul pavimento muscolare pelvico.

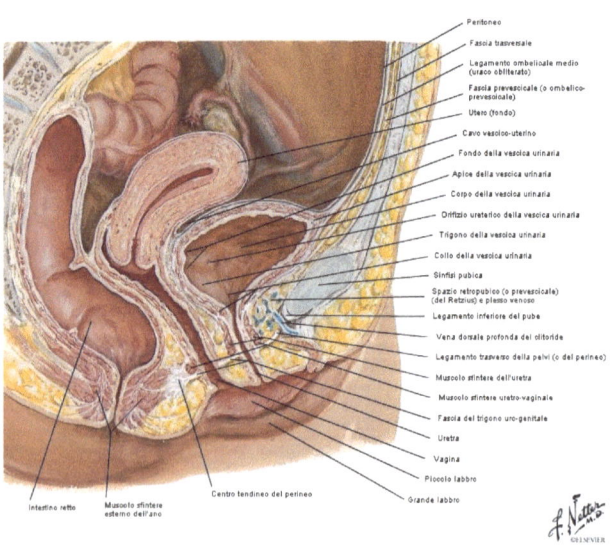

Figura 3-14: rapporti della vescica nella femmina

Rapporti della vescica nella femmina

Nel maschio la vescica si trova anteriormente al retto ed è in stretto rapporto con la prostata.

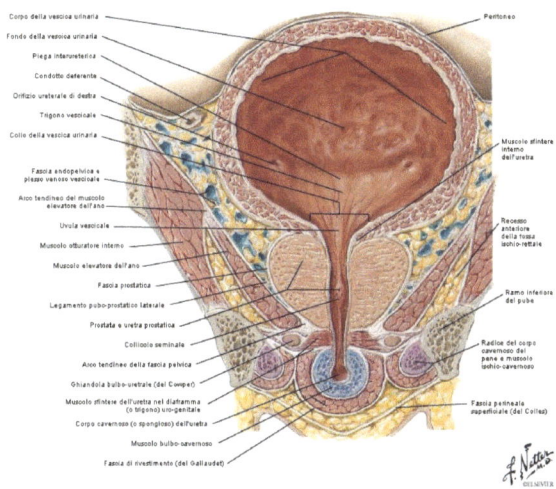

Figura 3-15: rapporti della vescica nel maschio

Raramente la compressione esercitata dall'utero gravidico retroverso della donna può causare ritenzione urinaria e difficoltà all'inserimento di un catetere vescicale, mentre nell'uomo l'ipertrofia prostatica benigna è causa frequente di questi disturbo e rappresenta una complicazione durante il cateterismo vescicale. Un'altra differenza tra maschio e femmina è la diversa lunghezza e decorso uretrale. La lunghezza del canale dell'uretra è di circa 4 cm nella femmina e 18-20 cm nel maschio, inoltre mentre il decorso dell'uretra è pressoché rettilineo, l'uretra presenta 2 curvature, la curva sottopubica e la curva prepubica. Tale curve scompaiono e le due parti tendono ad allinearsi in caso di erezione o avvicinando il pene alla parete addominale anteriore.

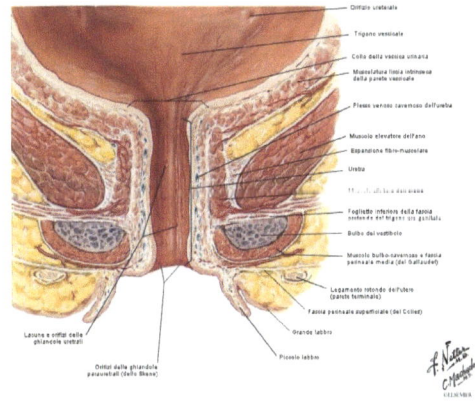

Figura 3-16: uretra femminile

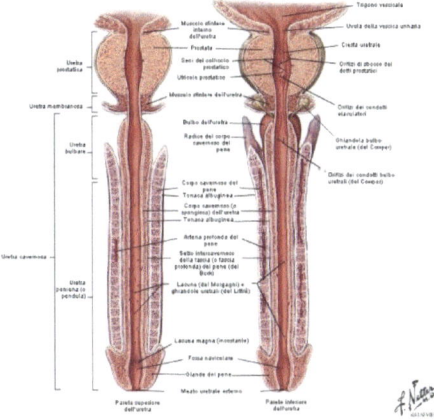

Figura 3-17: uretra maschile

La conoscenza dell'anatomia dell'uretra maschile permette di facilitare l'operazione del cateterismo effettuando due manovre distinte: la prima consiste nell'inserire il catetere vescicale tenendo il pene disteso verso l'alto finche non si raggiunge la curvatura (punto di maggior resistenza), poi proseguire l'inserimento del catetere con il pene disteso verso l'avanti.

3.2.2 Scansione ecografica

Per eseguire l'esame ecografico viene utilizzata una sonda convex da 3,5-5 Mhz che permette di avere una buona visuale della vescica e delle strutture circostanti. Per prima è necessario prendere come punto di riferimento la sinfisi pubica e si compiono dei movimenti dall'alto verso il basso con la sonda in direzione trasversale, poi si ruota la sonda in senso orario fino a porla in senso longitudinale e ci spostiamo dal centro verso i margini della vescica. Al fine di ottenere una buona immagine è necessario che la vescica contenga almeno 50 ml di urina in quanto se la vescica è vuote e non c'è un'estensione sufficiente non è possibile osservare le pareti della vescica. Se necessario è possibile invitare il paziente a bere o applicare una soluzione salina per via endovenosa per stimolare la diuresi, senza però provocare un'iperestensione della vescica. Orientando il fascio di ultrasuoni in posizione trasversale è possibile osservare il fenomeno del cosiddetto jet ureterale, ossia l'emissione di urina dagli ureteri alla vescica, che generalmente avviene in maniera asincrona tra i due lati e ad intervalli di 5-10 secondi. Tramite la metodica color doppler è possibile infine visualizzare il flusso del jet ureterale, ciò apparirà come una scia di colore rosso in quanto l'urina si muove avvicinandosi alla sonda.

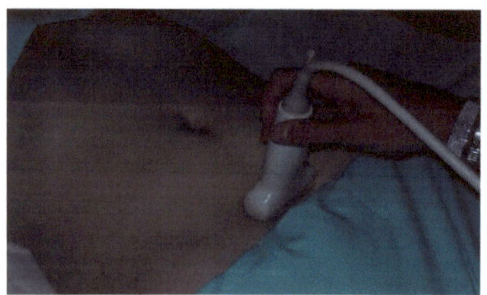 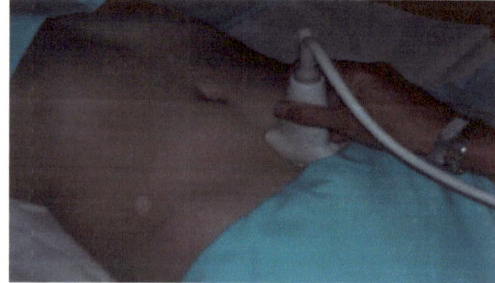

Figura 3-18: sonda ecografica in posizione trasversale

Figura 3-19: sonda ecografica in posizione longitudinale

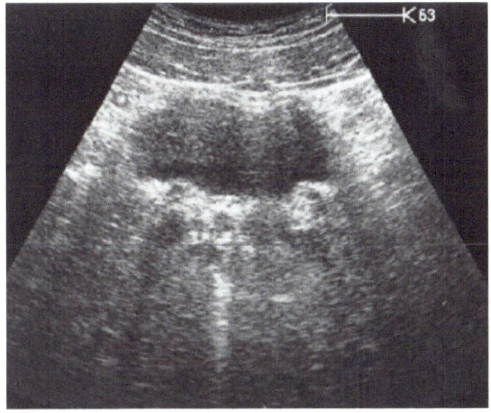

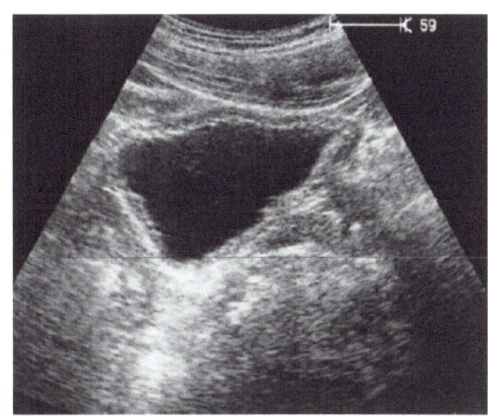

Figura 3-20: vescica in sezione trasversale

Figura 3-21: vescica in sezione longitudinale

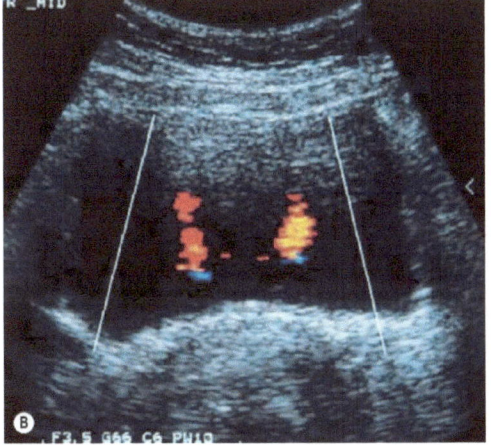

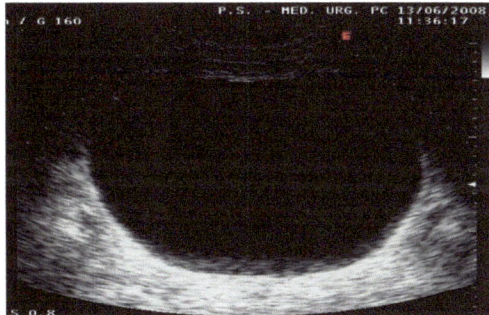

Figura 3-22: jet ureterale

Figura 3-23: globo vescicale

3.2.3 Stima del volume vescicale

L'ecografia della vescica permette di stabilire il volume dell'organo ed è particolarmente utile per la verifica della ritenzione urinaria o globo vescicale. Le informazioni ricavate dalle immagini ecografiche possono aiutare l'infermiere a stabilire se sia necessario o meno procedere al cateterismo vescicale. L'ecografia è un metodo veloce e sicuro, da usare in abbinamento alla semeiotica classica che si basa sulla palpazione dell'addome e della pelvi ed è uno strumento utile sia per il medico che per l'infermiere, ricordiamo infatti che il cateterismo vescicale è una procedura prettamente di interesse infermieristico. Per risalire al volume vescicale è necessario utilizzare una formula:

$$V = (L * A * T) * C \text{ ml}$$

Dove V rappresenta il volume vescicale da calcolare, L la lunghezza longitudinale, A il diametro massimo anteroposteriore, T il diametro massimo trasverso e C è una costante. Il valore di C oscilla tra 0.5 e 0.625 a seconda dei diversi algoritmi utilizzati e assumendo che la vescica abbia una forma sferica. Il volume di una sfera si calcola attraverso la seguente formula: $4/3 * \pi * r^3$ in cui r è il raggio, che corrisponde alla metà dei diametri L, A e T. La formula può quindi essere riscritta nel seguente modo:

$$V = 4/3 * \pi * (d/2)^3$$

$$V = 4/3 * \pi * d^3/8$$

$$V = 1/6 * \pi * d^3$$

$$V = 0,52 * d^3$$

La costante C quindi corrisponde a 0,52 ml. E' possibile effettuare le misure dei diametri vescicali e calcolare il volume manualmente utilizzando la formula, tuttavia i moderni apparecchi ecografici sono in grado di calcolare il valore automaticamente.

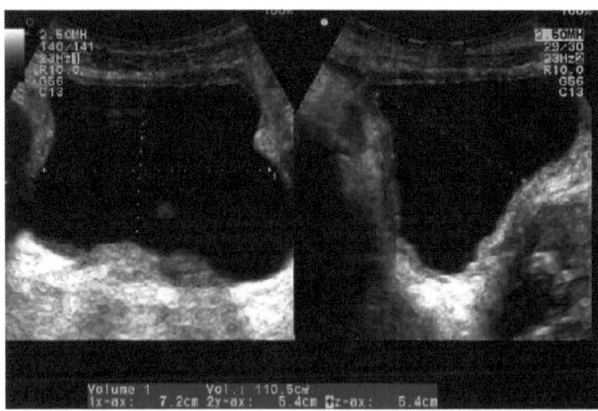

Figura 3-24: misura ecografica dei 3 diametri vescicali

3.2.4 Analisi del contenuto vescicale

La vescica contiene urina in condizioni normali ed il contenuto liquido appare anecogeno o transonico nelle immagini ecografiche. Una variazione dell'ecogenicità è indice della presenza di materiale alternativo all'interno della vescica. Nel caso in cui sia presente materiale purulento o sangue il contenuto vescicale presenterà dei punti lievemente iperecogeni rispetto allo standard rappresentato dall'urina normale; nel caso di coaguli di sangue, calcoli o neoplasie della vescica si potranno avere variazioni più marcate dell'ecogenicità con un aspetto irregolare o disomogeneo. L'essere a conoscenza del contenuto vescicale permette di scegliere il tipo di catetere più adeguato ed in caso si sospetti un'alterazione anatomica delle pareti della vescica stessa permette di allertare il medico al fine di eseguire accertamenti più approfonditi. La scelta del tipo di catetere varia in base al sesso, all'età, all'anatomia individuale ma anche al contenuto vescicale. Ad esempio nel caso di urine semplici è sufficiente utilizzare una misura standard di 14-16 Fr, nel caso di urine torbide con alcuni sedimenti può rivelarsi necessario utilizzare una misura di 16-18 Fr, nel caso di ematuria è consigliato utilizzare cateteri vescicali con un diametro di 18-20 Fr, fino ad arrivare all'applicazione di cateteri vescicali a 3 vie qualora vi siano evidenti coaguli ematici e si debba effettuare un lavaggio vescicale

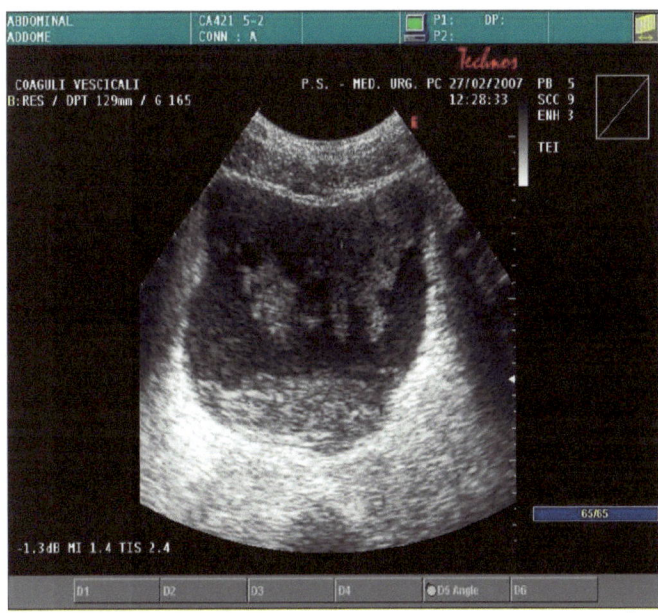

Figura 3-25: immagine che mostra la presenza di coaguli ematici all'interno della vescica

3.3 L'INFERMIERE DI TRIAGE E L'ADOZIONE DELL'ECOGRAFIA

Il triage è una pratica fondamentale nel dipartimento di emergenza-urgenza di un ospedale, esso infatti permette di classificare i pazienti non in base all'ordine di arrivo ma in base alla gravità delle loro condizioni di salute: ciò assicura che un malato grave riceverà assistenza nel minor tempo possibile, mentre un malato le cui condizioni sono stabili potrà attendere più a lungo ed essere rivalutato senza che ciò abbia un impatto per la sua salute; inoltre permette di migliorare la qualità delle prestazioni professionali di tutti gli operatori sanitari e dare informazioni sanitarie ai pazienti e ridurre il loro stato di ansia. Il triage non consiste nel fare diagnosi ma nel dare un ordine di priorità e smistare i pazienti affinché tutti possano essere curati nel modo più efficiente. Questa pratica è affidata generalmente a degli infermieri adeguatamente formati, che valutano i pazienti in base all'anamnesi remota e prossima, la rilevazione dei parametri vitali, la semeiotica, la dinamica degli eventi e la presenza di fattori di rischio. Nel corso degli ultimi anni abbiamo assistito ad una ulteriore evoluzione professionale degli infermieri, complice delle nuove competenze acquisite mediante la formazione e la ricerca infermieristica, una lenta ma progressiva rivoluzione culturale e la reale necessità di gestire efficientemente l'ingente flusso di pazienti che si recano in ospedale. È così che sono nati alcuni nuovi modelli organizzativi ed assistenziali quali il "see and treat", il "fast track" ed un rinnovato modello di triage facente uso in parte anche della diagnostica per immagini. Il fast track è un modello che consente agli infermieri di triage di indirizzare un paziente direttamente all'ambulatorio specialistico di competenza negli orari di apertura degli ambulatori stessi, bypassando la visita del medico di pronto soccorso in modo da assicurare un'assistenza più veloce ed evitare il sovraffollamento delle sale mediche e chirurgiche del pronto soccorso. Ovviamente gli infermieri sono tenuti a seguire dei protocolli validati e concordati dalle unità operative (i fast track generalmente adottati negli ospedali sono quello ortopedico, oculistico, pediatrico, otorino ed ostetrico) dei singoli presidi ospedalieri. Negli ospedali in cui il "see and treat" è attivo, inoltre gli infermieri in accordo con i protocolli vigenti sono abilitati alla gestione di alcune casistiche di pronto soccorso afferenti alla priorità dei codici bianchi, quali ad esempio la medicazione o l'applicazione di punti di sutura nel caso di ferite lineari superficiali, l'applicazione di una borsa di ghiaccio o impacchi nel caso di traumi al fine di provocare una vasocostrizione, la profilassi antibiotica ed antitetanica, la terapia del dolore acuto. In molti ospedali americani ed europei gli infermieri di triage hanno introdotto l'utilizzo dell'ecografia al fine di attribuire in maniera più accurata la priorità ai pazienti che presentano determinati segni e sintomi e rivalutare i pazienti periodicamente prima della visita del medico di pronto soccorso. Con l'ecografia infermieristica al Triage di fronte ad un paziente che giunge in pronto soccorso con un quadro di dolore addominale/lombare, qualora vi sia un sospetto di AAA in rottura e il paziente non sappia dirci nulla sul fatto che ne sia o meno portatore, permette sempre di evidenziare la presenza dell'aneurisma e, attraverso la valutazione delle sue dimensioni, farci percepire anche il livello di rischio di rottura: in questo modo l'infermiere è assistito nell'assegnazione del codice e, quando previsto, può attivare le procedure di intervento prioritarie, generalmente presenti nelle varie realtà organizzative per questa patologia. In tal modo si ottiene, nel caso il quadro venga confermato, un abbattimento dei tempi e si evita, specie nei quadri più sfumati, il rischio, talvolta fatale, di una sottostima sempre possibile se il giudizio fosse affidato solo alle notizie clinico anamnestiche. L'infermiere grazie ad un'adeguata e specifica formazione è in grado di eseguire esami ecografici utili allo svolgimento di procedure infermieristiche o collaborative con il personale medico.

3.3.1 Ecografia toracica infermieristica

L'infermiere opportunamente formato può utilizzare l'ecografia toracica per avere informazioni utili riguardo alle possibili cause di dispnea ed attribuire una priorità al paziente ed attivare tempestivamente le cure del caso. In particolare l'infermiere può distinguere tra il caso del cosiddetto "wet lung" e "dry lung. Al fine di comprendere l'immagine ecografica, è necessario introdurre alcune definizioni che caratterizzano la semeiotica ecografica polmonare:

Reperto ecografico	Definizione
Lung gliding o *sliding*	Indica una regione polmonare a contatto con la parete toracica.
Lung point	Indica il punto in cui un polmone parzialmente collassato contatta la parete toracica. Nell'immagine ecografica è presente il *gliding* solo a livello di una parte della linea pleurica.
Lung pulse	Minimo *gliding* sincrono con le sistoli cardiache, specialmente a livello del polmone paracardiaco. Esclude il pneumotorace. In assenza di *gliding* respiratorio indica atelettasia.
Linee A	Riverberi orizzontali che riproducono profondamente la linea pleurica. Reperto normale.
Linee Z	Rinforzi ecogeni verticali, a banda, fissi sui campi polmonari, che non cancellano le linee A. Reperti normali.
Linee B	Riverberazioni (*ring down*) verticali a partenza pleurica, estese fino al margine inferiore dello schermo, che mascherano le linee A. Sindrome interstiziale (edema, interstiziopatie).
Linee E	Artefatti verticali, da aria, a partenza dal sottocute e proiettati sui campi polmonari. Enfisema sottocutaneo.
Sindrome interstiziale	Variazione del *pattern* polmonare da quadro artefattuale orizzontale (Linee A) a verticale (Linee B), settoriale o diffuso. Interstiziopatia, *ground glass* o Kerley B radiografici.
Sindrome alveolare	Organizzazione (epatizzazione) di un campo polmonare. Addensamento polmonare alveolare radiografico.
Broncogrammi	Evidenza ecografica dei bronchi aerati o ripieni di liquido. Indica addensamento o sindrome alveolare. Contribuiscono a definire una etiologia ostruttiva o meno dell'addensamento.
Broncogramma aereo dinamico	L'evidenza di broncogramma aereo dinamico esclude l'atelettasia.
Broncogramma statico	Broncogramma immobile con decorso parallelo dei bronchi. Indica atelettasia.

Tabella 3-1: definizioni elementi ecografia polmonare

Il polmone normale si presenta ecograficamente come una struttura di colore grigio caratterizzata dalla presenza di linee trasversali dette linee A e dall'eventuale presenza di sporadiche linee verticali fisse, dovute ad artefatti ecografici da non confondere con quelli delle linee B. Le linee B infatti, sono linee verticali mobili che si formano a causa della presenza di liquido interstiziale che fa penetrare maggiormente gli ultrasuoni e provoca tale artefatto. Nel caso in cui un polmone presenti un numero sufficientemente elevato di linee B (minimo 3 in ogni spazio intercostale) si può presumere che si tratti di un polmone "wet", ossia caratterizzato da un'interstiziopatia, la cui eziologia più frequente è l'edema polmonare a seguito di scompenso cardiaco. Se un paziente presenta una dispnea acuta e non sono presenti le linee B (dette anche comete polmonari) si parla di polmone "dry" e la causa può essere attribuita sovente ad una broncopneumopatia cronica ostruttiva, asma, enfisema o embolia polmonare.

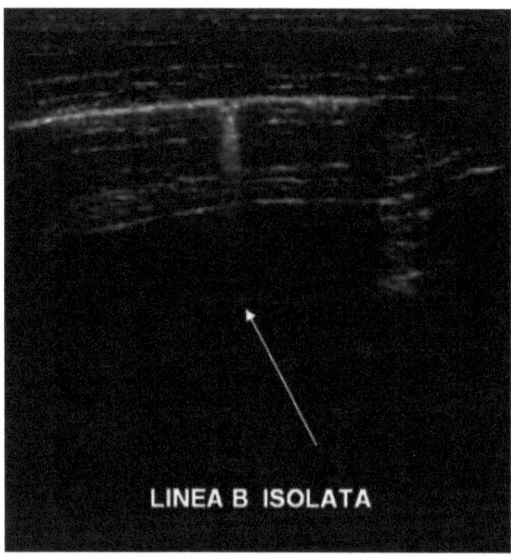

Figura 3-26: polmone dry

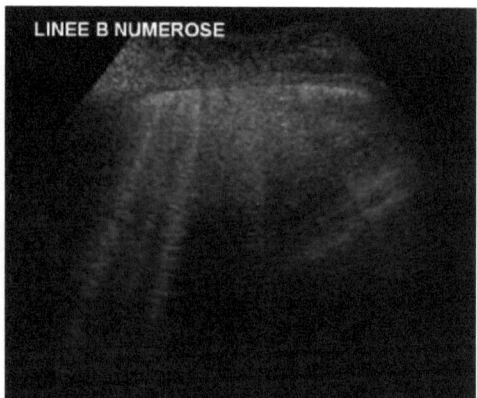

Figura 3-27: polmone wet

La linea pleurica fisiologicamente scorre ad ogni atto respiratorio (gliding sign). In assenza di gliding sign e in presenza di lung point si può presumere la presenza di un pneumotorace, in quanto il polmone, parzialmente o totalmente collassato non segue più i tipici movimenti respiratori ma rimane immobile nel punto di contatto tra pleura e parete toracica.

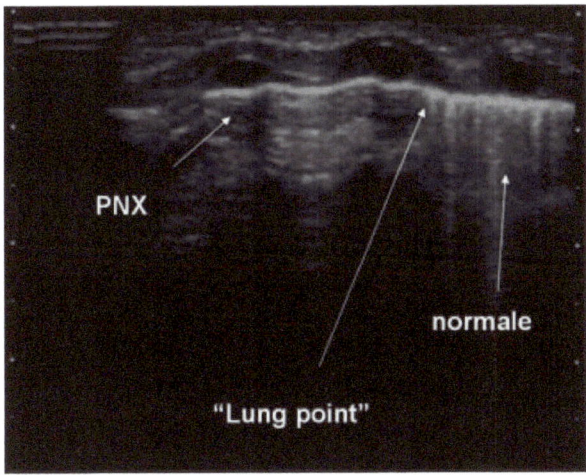

Figura 3-28: pneumotorace

Per la scansione del torace si utilizza una sonda convex con frequenza di 5 Mhz e si osserva un emitorace per volta con il paziente in posizione supina, ponendo la sonda negli spazi intercostali, partendo dal secondo/terzo spazio in posizione parasternale ed ascellare anteriore e spostandosi in basso fino ad arrivare al quinto/sesto spazio intercostale a livello ascellare anteriore e medio. Per ogni emitorace si effettua una scansione trasversale ed una longitudinale.

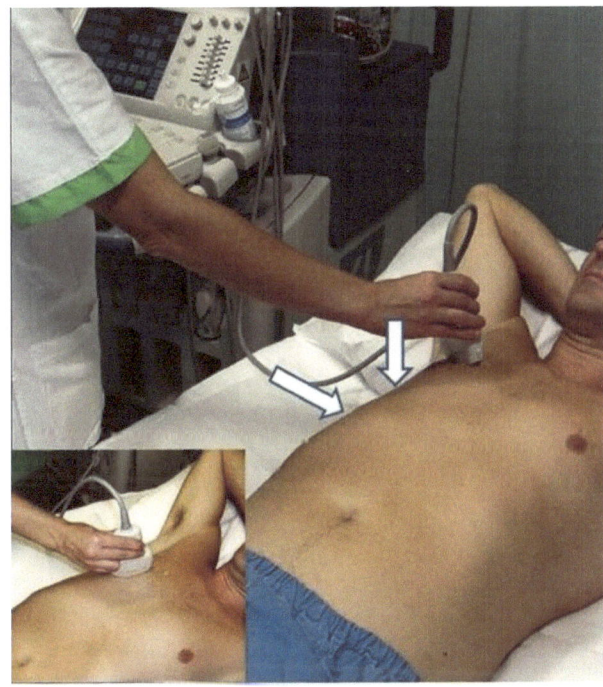

Figura 3-29: scansione ecografica trasversale e longitudinale

3.3.2 Ecografia addominale infermieristica

3.3.2.1 Valutazione dell'aneurisma dell'aorta addominale

La rottura improvvisa di un aneurisma dell'aorta addominale (AAA) può essere fatale se non si interviene immediatamente. Al fine di ridurre la mortalità sono stati istituiti anche in toscana dei corsi per infermieri di triage mirati al riconoscimento di tale condizione patologica. L'aorta addominale è il tratto di aorta discendente che si diparte dal diaframma fino a biforcarsi nelle due arterie iliache. La dissecazione aortica solitamente avviene in seguito alla formazione di un aneurisma, ossia una dilatazione permanente dell'aorta addominale che determina l'incremento del suo diametro di almeno il 50%. La causa più comune della formazione di un aneurisma dell'aorta addominale è l'aterosclerosi, ossia l'infiammazione cronica delle pareti dell'arteria che si instaura a causa di fattori di rischio cardiovascolari quali il fumo, l'ipercolesterolemia, il diabete mellito, l'ipertensione, l'obesità e l'iperomocisteinemia. Si deve sospettare la presenza di un aneurisma dell'aorta addominale in pazienti over 55 instabili emodinamicamente, lievemente ipotesi, con forte dolore addominale non causato da trauma e sensazione di una massa pulsante a livello addominale.

3.3.2.2 Esecuzione dell'ecografia

Per individuare l'aorta addominale si esegue una scansione longitudinale sovraombelicale partendo dalla regione xifoidea e scendendo fino a trovare le arterie iliache, poi si eseguono le stesse scansioni in sezione trasversale.

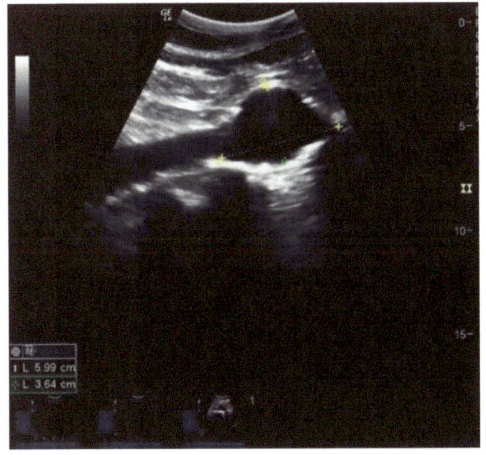
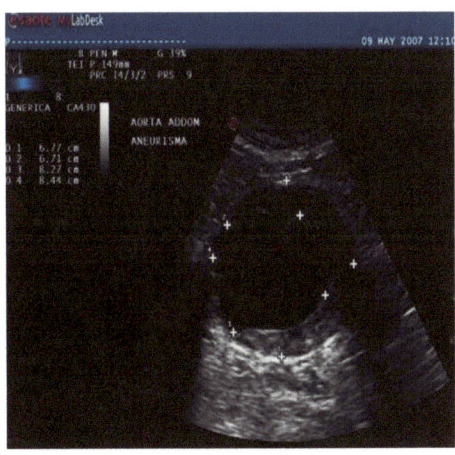

Figura 3-30: sezione longitudinale di AAA

Figura 3-31: sezione trasversale di AAA

3.3.3 Eco-FAST

In caso di trauma, oltre ad assicurare la respirazione e la funzionalità cardiovascolare del paziente è necessario verificare la presenza di traumi degli organi interni che potrebbero portare ad emorragie interne, instabilità emodinamica e difficoltà respiratoria fino all'exitus. Per fare questo è possibile utilizzare una tecnica chiamata FAST (Focused Assessment with Sonography for Trauma), un esame ecografico veloce che dovrebbe durare 3-3,5 minuti ed è incentrato esclusivamente sul rilevamento di versamento libero nella cavità addominale, pleurica e pericardica e nella ricerca di possibili segni di pneumotorace.

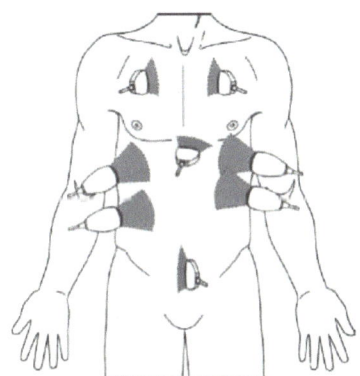

Figura 3-32: punti osservati tramite eco-FAST

La FAST esamina essenzialmente:

la zona sottocostale alla ricerca di un eventuale versamento pericardico e per verificare al contempo la funzionalità cardiaca;

il quadrante superiore destro dell'addome alla ricerca di versamento nella tasca di Morrison, lo spazio sottodiaframmatico e pleurico destro;

il quadrante superiore sinistro dell'addome alla ricerca di versamento splenico;

la pelvi alla ricerca di versamenti nel cavo del Douglas.

Solitamente è utilizzata dai medici, tuttavia anche altri operatori sanitari opportunamente formati potrebbero farne uso. In uno studio prospettico del 2010 sono stati comparati i risultati di 242 scansioni FAST eseguite da infermieri addestrati con altrettante tomografie computerizzate degli stessi pazienti ed è stata osservata un'accuratezza nella rilevazione di versamenti liberi del 95%[7]

4. ASPETTI MEDICO LEGALI

Capita spesso che la prima volta che una persona sente il termine "ecografia infermieristica" rimanga scettico o quanto meno sorpreso, in quanto la pratica non è ancora diffusa in tutte le realtà ospedaliere e territoriali ed inoltre il termine ecografia rimanda immediatamente alla figura del medico, operatore sanitario che per primo ne ha tratto vantaggio per la propria pratica professionale. Alcune persone si chiederanno anche se l'utilizzo dell'ecografia da parte degli infermieri sia legale. Cerchiamo di dare una risposta a queste domande. Innanzitutto è necessario fare una distinzione tra ecografia diagnostica ed ecografia interventistica o operativa. La prima è un tipo di ecografia che serve d'ausilio al medico per formulare una diagnosi, la seconda invece è un tipo di ecografia che permette di eseguire delle procedure terapeutiche od assistenziali. L'ecografia infermieristica è quindi un tipo di ecografia operativa e come tale può essere utilizzata dagli infermieri come supporto alle loro pratiche assistenziali, qualora da ciò scaturisca un vantaggio ed una migliore presa in carico del paziente. L'infermiere negli ultimi anni ha subito una grande evoluzione professionale, inizialmente poteva svolgere solamente un limitato numero di mansioni regolate dal cosiddetto "mansionario" o DPR numero 225 del 1974, poi con la sua abolizione a seguito della legge 42 del 1999 la figura dell'infermiere ha acquistato una maggiore libertà professionale e la possibilità di fare ricerca e sviluppare nuove pratiche infermieristiche atte a garantire un'assistenza adeguata ai pazienti, integrando nuove conoscenze teoriche e applicazioni tecniche. Non esiste

---

[7] Justin Bowra, Sally Forrest-Horder, Erica Caldwell, Michelle Cox, Scott K. D'Amours, Validation of nurse-performed FAST ultrasound, Injury, 1 May 2010 (volume 41 issue 5 Pages 484-487 DOI: 10.1016/j.injury.2009.08.009

alcuna legge o regolamento che vieti l'utilizzo dell'ecografia da parte del personale infermieristico e per stabilire cosa un infermiere può o non può fare è necessario fare riferimento al profilo professionale, il codice deontologico e l'ordinamento didattico. Il decreto ministeriale n° 739 del 1974 (profilo dell'infermiere) all'articolo 1 recita: "[…] *l'infermiere è l'operatore sanitario che, in possesso del diploma universitario abilitante e dell'iscrizione all'albo professionale è responsabile dell'assistenza generale infermieristica*". Da questo articolo si evince che l'infermiere non è più visto come una figura ancillare e subordinata rispetto al medico, bensì è un professionista che ha un focus di azione diverso e specifico, ossia l'assistenza infermieristica, e tuttavia collabora con il medico e le altre figure professionali sanitarie al fine di garantire la salute del paziente. L'organo dell'IPASVI (la federazione nazionale collegi infermieri) commenta che il profilo designato dal decreto è quello di "*un professionista intellettuale, competente, autonomo e responsabile*". Agli articoli 2 e 3 del decreto si mette in risalto la natura olistica dell'assistenza infermieristica. L'articolo 2 recita: "*l'assistenza infermieristica preventiva, curativa, palliativa e riabilitativa è di natura tecnica, relazionale, educativa. Le principali funzioni sono la prevenzione delle malattie, l'assistenza dei malati e dei disabili di tutte le età e l'educazione sanitaria*". All'articolo 3 il decreto stabilisce che: "*l'infermiere: a) partecipa all'identificazione dei bisogni di salute della persona e della collettività; b) identifica i bisogni di assistenza infermieristica della persona e della collettività e formula i relativi obiettivi; c) pianifica, gestisce e valuta l'intervento assistenziale infermieristico; d) garantisce la corretta applicazione delle prescrizioni diagnostico-terapeutiche; e) agisce sia individualmente sia in collaborazione con gli altri operatori sanitari e sociali; f) per l'espletamento delle funzioni si avvale, ove necessario, dell'opera del personale di supporto; g) svolge la sua attività professionale in strutture sanitarie pubbliche o private, nel territorio e nell'assistenza domiciliare, in regime di dipendenza o libero-professionale*". Gli articoli 4 e 5 infine definiscono il tipo di formazione dell'infermiere e la sua naturale propensione alla ricerca al fine di offrire un servizio di qualità in accordo alle ultime evidenze scientifiche. Nell'articolo 4 si evince che "*l'infermiere contribuisce alla formazione del personale di supporto e concorre direttamente all'aggiornamento relativo al proprio profilo professionale e alla ricerca*". Per finire nell'articolo 5 è contenuto che "*la formazione infermieristica post-base per la pratica specialistica è intesa a fornire agli infermieri di assistenza generale delle conoscenze cliniche avanzate e delle capacità che permettano loro di fornire specifiche prestazioni infermieristiche nelle seguenti aree: a) sanità pubblica: infermiere di sanità pubblica; b) pediatria: infermiere pediatrico; c) salute mentale-psichiatria: infermiere psichiatrico; d) geriatria: infermiere geriatrico; e) area critica: infermiere di area critica.*" È utile ricordare che anche il Codice Deontologico nella versione del 2009 afferma:"Art. 11: *l'infermiere fonda il proprio operato su conoscenze validate e aggiorna saperi e competenze attraverso la formazione permanente, la riflessione critica sull'esperienza e la ricerca. Progetta, svolge e partecipa ad attività di formazione. Promuove, attiva e partecipa alla ricerca e cura la diffusione dei risultati."* "Art. 12: *l'infermiere riconosce il valore della ricerca, della sperimentazione e assistenziale per l'evoluzione delle conoscenze e per i benefici sull'assistito".* Con questi presupposti l'infermiere può mutuare e far proprie, metodiche che non appartengono a figure particolari, ma che sono semplicemente utili alla cura del paziente. Per quanto riguarda la formazione un infermiere oggigiorno ha accesso non solo alla laurea triennale abilitante alla professione, bensì a specializzazioni, master di primo e secondo livello, e corsi di formazione continua, inoltre ha a disposizione e consulta riviste specializzate e banche dati al fine di arricchire le proprie conoscenze e competenze e partecipare allo sviluppo di nuove pratiche attraverso la ricerca. Per quanto concerne l'ecografia infermieristica, anche in Italia sono nati dei percorsi di formazione a vario livello. La Società Italiana di Medicina e Urgenza (SIMEU) da qualche tempo organizza corsi di ecografia non solo ai medici ma anche agli infermieri ed in relazione a questo sono stati istituiti inizialmente dei corsi a Pinerolo, sotto la guida del Dr. Cibinel e a Castelnuovo Garfagnana presso il pronto soccorso diretto dal Dr. Soldati nei quali vengono trattate le tecniche ecografiche applicate al reperimento di accessi vascolari, l'inserimento di cateteri vescicali e alcuni cenni di ecografia toracica utilizzabili dagli infermieri di triage per distinguere vari casi di dispnea ed attribuire una priorità d'intervento adeguata. Inoltre in collaborazione con l'università di Pisa, anche nella nostra zona sono stati istituiti dei corsi di ecografia addominale mirati al triage di pazienti con sospetto aneurisma dell'aorta addominale. Infine è di quest'anno la notizia dell'inaugurazione di un master di primo livello in "metodiche ecoguidate nelle professioni infermieristiche e ostetriche" organizzato dal dipartimento di Neuroscienze dell'Università degli Studi di Torino. Tutti questi elementi sono a sostegno della reale utilità e legittimità dell'utilizzo dell'ecografia infermieristica e sono un chiaro segnale che anche in Italia questa pratica si sta diffondendo ed evolvendo, lasciando ben sperare per una maggiore adozione di queste tecniche in futuro, allo scopo di garantire una migliore assistenza al paziente.

5. CONCLUSIONI

La professione infermieristica come ogni altra professione che ha influenza sulla salute della persona ha l'obbligo giuridico e morale di erogare un'assistenza il più possibile professionale, validata e personalizzata al paziente, al fine di garantire la salute biopsicosociale, con una visione olistica e non più settoriale, basata sul cosiddetto "patient centered care model". L'OMS infatti afferma che la salute è "uno stato di benessere fisico, mentale e sociale e non la semplice assenza di malattia o infermità, è un diritto umano fondamentale" (Alma Alta, URSS, 6-12 settembre 1978). La promozione della salute in questo senso passa anche attraverso l'assistenza, il counseling e l'attività di formazione sanitaria dell'infermiere, dalla prevenzione alla ricerca, dal progredire delle conoscenze teoriche allo sviluppo di competenze tecniche e relazionali. Ogni progresso fatto dalla scienza e dalla tecnica deve essere adottato dagli infermieri al fine di garantire un servizio migliore ed è in questa logica che s'inserisce l'utilizzo di metodiche ecografiche da parte dell'infermiere, allo scopo di aumentare la sicurezza ed il comfort e ridurre i rischi delle pratiche terapeutico-assistenziali. Le tecniche ecografiche applicate all'infermieristica hanno dimostrato vantaggi concreti per la care dell'assistito. In ambito vascolare l'utilizzo di procedure ecoguidate porta all'incremento dei casi di successo nell'incannulamento venoso difficile e la conseguente riduzione del numero di venipunture che recano inutilmente dolore e stress al paziente, inoltre è possibile ridurre i casi di trombosi venosa da catetere venoso periferico o centrale. In campo urologico le tecniche ecografiche usate dall'infermiere permettono di facilitare l'inserimento del catetere vescicale e verificare il corretto funzionamento mediante il calcolo del residuo vescicale post-minzionale. In emergenza e urgenza infine, l'utilizzo dell'ecografia toracica e addominale, così come la recente tecnica di valutazione della pressione venosa centrale mediante ecografia della vena cava inferiore, consente all'infermiere di triage di stabilire più correttamente la priorità medico-assistenziale di un paziente che giunge in pronto soccorso e la rivalutazione della stessa. L'utilizzo dell'ecografia in area medica cresce di giorno in giorno e presenta campi d'applicazione potenzialmente illimitati, la stessa cosa può essere traslatata alla pratica infermieristica, quindi auspico che ci sia un costante aumento dell'utilizzo dell'ecografia infermieristica e che ciò porti a sempre più numerosi benefici per la cura e la care del paziente.

6. BIBLIOGRAFIA

[Nakamura 12] Nakamura K. , e altri, Ultrasonic transducers: materials and designs for sensors,actuators and medical applications, Woodhead Publishing, Cambridge, 2012.

[Allan 11]   Allan P. , Baxter G. , Weston M. , Clinical ultrasound, Vol. 1 e 2, Terza edizione, Elsevier, Regno Unito, 2011.

[Hofer 05]   Hofer M. , Ultrasound teaching manual: the basics of performing and interpreting ultrasound scans, Seconda edizione, Thieme, Germania, 2005.

[Soldati 06] Soldati G. , Copetti R. , Ecografia toracica, Prima edizione, C.G. Edizioni Medico Scientifiche, Torino, 2006.

[Romei 09]   Romei L. , Sabatini A. , Biagioni C. , Soldati G. , Ecografia infermieristica, C. G. Edizioni Medico Scientifiche, Torino, 2009.

[Myers 04]   Myers K. , Clough A. , Making sense of vascular ultrasound: a hands on guide, Arnold, Londra, 2004.

[Yuliya 10]   Yuliya , Emergency sonography for trauma – FAST Protocol, Open Medicine, Kiev, 2010.

[Greco 10]   Greco F. , Echography in anesthesiology, intensive care and

              emergency medicine: A beginner's guide, Springer, Parigi, 2010.

Decreto ministeriale 12 settembre 1994, n° 739, Regolamento concernente
l'individuazione della figura e del relativo profilo professionale dell'infermiere

Collegio nazionale IPASVI, Il codice deontologico dell'infermiere, Roma, 2009

www.ingramcontent.com/pod-product-compliance
Lightning Source LLC
Chambersburg PA
CBHW040929180526
45159CB00002BA/663